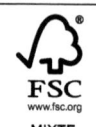

Dieter Mann

Le régime DASH

La fin de l'hypertension artérielle

© *2015, Dieter Mann*

Edition : BoD - Books on Demand

12/14 rond-point des Champs Elysées

75008 Paris

Imprimé par BoD – Books on Demand, Norderstedt

ISBN : 978-2-3220-4391-0

Dépôt légal : 12/2015

Introduction

En achetant ce livre, vous accepter entièrement cette clause de non-responsabilité.

Aucun conseil

Le livre contient des informations. Les informations ne sont pas des conseils et ne devraient pas être traités comme tels.

Si vous pensez que vous souffrez de n'importe quel problème médicaux vous devriez demander un avis médical. Vous ne devriez jamais tarder à demander un avis médical, ne pas tenir compte d'avis médicaux, ou arrêter un traitement médical à cause des informations de ce livre.

Pas de représentations ou de garanties

Dans la mesure maximale permise par la loi applicable et sous réserve de l'article ci-dessous, nous avons enlevé toutes représentations, entreprises et garanties en relation avec ce livre.

Sans préjudice de la généralité du paragraphe précédent, nous ne nous engageons pas et nous ne garantissons pas :

• Que l'information du livre est correcte, précise, complète ou non-trompeuse ;

• Que l'utilisation des conseils du livre mènera à un résultat quelconque.

Limitations et exclusions de responsabilité

Les limitations et exclusions de responsabilité exposés dans cette section et autre part dans cette clause de non-responsabilité : sont soumis à l'article 6 ci-dessous ; et de gouverner tous les passifs découlant de cette clause ou en relation avec le livre, notamment des responsabilités découlant du contrat, en responsabilités civiles (y compris la négligence) et en cas de violation d'une obligation légale.

Nous ne serons pas responsables envers vous de toute perte découlant d'un événement ou d'événements hors de notre contrôle raisonnable.

Nous ne serons pas responsable envers vous de toutes pertes d'argent, y compris, sans limitation de perte ou de dommages de profits, de revenus, d'utilisation, de production, d'économies prévues, d'affaires, de contrats, d'opportunités commerciales ou de bonne volonté.

Nous ne serons responsables d'aucune perte ou de corruption de données, de base de données ou de logiciel.

Nous ne serons responsables d'aucune perte spéciale, indirecte ou conséquente ou de dommages.

Exceptions

Rien dans cette clause de non-responsabilité doit : limiter ou exclure notre responsabilité pour la mort ou des blessures résultant de la négligence ; limiter ou exclure notre responsabilité pour fraude ou représentations frauduleuses ; limiter l'un de nos passifs d'une façon qui ne soit pas autorisée par la loi applicable ; ou d'exclure l'un de nos passifs, qui ne peuvent être exclus en vertu du droit applicable.

Dissociabilité

Si une section de cette cause de non-responsabilité est déclarée comme étant illégal ou inacceptable par un tribunal ou autre autorité compétente, les autres sections de cette clause demeureront en vigueur.

Si tout contenu illégal et / ou inapplicable serait licite ou exécutoire si une partie d'entre elles seraient supprimées, cette partie sera réputée à être supprimée et le reste de la section restera en vigueur.

Introduction 9

Hypertension 11

    Connaissez-vous les causes de l'hypertension ? - Lisez ceci 13

    Comment savoir si l'on a de l'hypertension ? 16

Le régime DASH 18

    De quoi est fait le régime DASH 20

    Pourquoi le régime DASH marche-t-il ? 22

Délimitation du programme DASH : Tableau d'analyse des portions 25

Astuces pour réduire le sel et le sodium 34

Recettes du régime DASH 37

    Petit-déjeuner 37

        Pancakes au mélange de citrouille 37

        Carrés à la compote de pommes et et à l'avoine . 39

        Muffins sucrés et amers aux amandes 42

        Biscuits spirales aux fraises et à l'orange 45

        Pancakes aux noix 46

    Recettes pour déjeuner 48

        Délicieuse salade de tortellini 48

Salade de thon à la toscane 50

Panini suisse à la pomme 52

Sandwich de dinde à la poire et au fromage 54

Wraps de champignons au fromage et épinard....56

Recettes pour dîner 58

Soupe de légumes aux pâtes................................58

Pilaf de riz sauvage à la dinde 60

Saucisse brésilienne et haricots noirs 63

Soupe épaisse de patates douces et dinde..........65

Sauce yaourt acidulé sur flétan grillé...................68

Boissons 70

Smoothie aux fruits rouges 70

Smoothie soja aux fruits..71

Smoothie au thé vert et au cranberry..................73

Biscuit spirale à l'orange et la fraise 75

Parfait à la pêche et la framboise 76

Apprenez comment choisir vos légumes 77

Rendez votre cuisine adaptée à DASH 82

Introduction

Avec l'évolution rapide de nos façons de vivre, de nos modes de vie, du poids du travail, une vie trépidante ou même des comportements individuels, ce désordre médical est apparu comme un problème médical de grande magnitude et à prendre sérieusement. Cette pathologie est très répandue à la fois dans les pays développés et ceux en développement. Aux Etats-Unis, 67 millions de personnes en souffrent, ce qui donne presque un adulte sur trois, et seulement 47% de ces individus ont cette pathologie sous surveillance. D'autres problèmes médicaux, tout aussi précaires, sont également associés à cette maladie. Environ 7 individus sur 10 qui connaissent leur première crise cardiaque sont touchés par cette maladie. C'est vrai aussi des accidents vasculaires cérébraux (AVC). 8 individus sur 10 qui ont la désagréable expérience de connaître leur premier AVC ont cette maladie. De plus, c'est la plupart du temps lié à des maladies du rein, et si vous êtes touché par une maladie du rein, la probabilité de contracter cette pathologie est plus importante. Cette maladie n'est autre que l'hypertension artérielle, aussi appelée haute pression sanguine.

Hypertension

Qu'est-ce que l'hypertension ? Au moment où notre cœur bat, il envoie du sang à travers tout le corps via les artères, et la pression artérielle est définie comme la force du sang sur les parois des vaisseaux. Quand la pression artérielle d'un individu est plus forte, le cœur est obligé de pomper plus fort, et cette maladie est appelée hypertension. C'est une maladie qui a de nombreux effets sur le corps. Elle peut empêcher certains organes de fonctionner et causer de nombreux dysfonctionnements, comme des crises cardiaques, des insuffisances rénales, des accidents ou de l'anévrisme, qui est la dilatation des artères ou des cavités cardiovasculaires.

Un niveau normal et sain de tension artérielle devrait être sous 120/80, où 120 est la tension artérielle maximale dans les artères, et 80 la tension artérielle minimale dans les artères. Quand la tension artérielle atteint la limite de 140/90, l'affection s'appelle hypertension. Si quelqu'un souffre de forte tension artérielle pour des raisons inconnues, cela s'appelle une hypertension artérielle essentielle. Mais l'hypertension peut être due à des causes secondaires, comme des dysfonctionnements du rein ou des tumeurs, et dans ce cas on parle d'hypertension secondaire.

La pathologie est plus fréquente chez les adultes, mais même les plus jeunes, les adolescents et les enfants peuvent être touchés. Environ deux millions d'adolescents et d'enfants aux Etats-Unis ont de l'hypertension.

Connaissez-vous les causes de l'hypertension ? - Lisez ceci

Avez-vous déjà ressenti cette soudaine montée d'adrénaline à l'intérieur, qui n'est en aucun cas agréable ? Cette sensation inconfortable, avec votre cœur qui semble s'agiter ou battre bien trop fort ? Bien, savez-vous ce qu'est cette sensation ? Ne vous en faites pas, cette section de l'livre va vous dire tout ce que vous devez savoir sur cela. Cette sensation est la pathologie dont parle cette section, « L'hypertension, plus connue sous le nom de haute pression artérielle », et si vous pensez qu'il s'agit là d'une bonne montée d'adrénaline, vous vous trompez, car ce n'est sûrement pas bon pour votre cœur, et cela peut même indiquer d'autres problèmes cardiaques que vous pouvez avoir aujourd'hui ou que vous pourriez développer plus tard. Ainsi, à chaque fois que vous vous rendez compte que vous avez affaire à de l'hypertension, alors sachez que vous devez l'atténuer afin de vivre une vie saine et normale.

Avant de savoir comment baisser votre pression artérielle ou votre hypertension, vous devez comprendre les causes principales, ainsi que les symptômes de cette maladie. Dans cette logique, cet livre examinera les causes les plus fréquentes de l'hypertension, et les symptômes visibles qui y sont associés.

Certains facteurs sont connus pour accroître le risque d'apparition de l'hypertension. Parmi eux, l'obésité ou le surpoids, le tabac, une consommation élevée de sel, ou même le fait de ne pas faire d'exercice assez souvent. De la même manière, une consommation insuffisante de calcium, de magnésium ou de potassium dans notre alimentation, un déficit en vitamine D ou une consommation élevée d'alcool augmente les chances d'apparition de l'hypertension. Le stress vous rend plus vulnérable à cette maladie. Les maladies rénales, certains problèmes de thyroïde, ou des tumeurs, vous rendent également plus sensible à la pathologie.

Comment savoir si l'on a de l'hypertension ?

Parmi les symptômes de l'hypertension se trouvent le sang dans les urines, les douleurs de

- poitrine, les vertiges, un rythme cardiaque
- irrégulier, la fatigue, les nausées, les problèmes
- respiratoires, ou les migraines sévères.
- Cependant, il arrive très souvent que quelqu'un
- souffrant d'hypertension n'ait aucun de ces
- symptômes. C'est fréquent, et une personne
- sur trois souffrant d'hypertension montre des
- symptômes. Donc il faut essayer de faire des
- examens sanguins réguliers, même en

- l'absence de symptômes d'hypertension.

Je pense que cet livre a surtout mis en lumière les bases et les principes fondamentaux sur l'hypertension artérielle, mais le livre va dans une certaine direction, et son but principal est de vous fournir une méthode scientifique prouvée et naturelle pour combattre et contrôler votre forte pression artérielle, la baisser jusqu'à un niveau sain et normal. Il existe de nombreuses manières de s'attaquer à l'hypertension, mais celle qui est la plus communément acceptée est celle que nous allons aborder, le Régime DASH.

Le régime DASH

Si vous souffrez d'hypertension, vous avez probablement entendu votre médecin vous dire de changer de régime. Ce qui est vrai, c'est que les études ont systématiquement montré qu'une forte pression artérielle ne peut être changée et bien gérée qu'à travers une bonne alimentation.

Le régime DASH a été spécialement conçu pour baisser la pression artérielle d'une façon naturelle – c'est une façon de s'alimenter qui combine une grande variété d'aliments complets, beaucoup de légumes et de fruits, de viandes maigres et de volaille. L'autre rôle essentiel de ce régime est qu'il est fondamentalement pauvre en sodium – un élément dont il a été prouvé qu'il était lié à un plus grand risque d'hypertension.

Le régime DASH, ou Dietary Approaches to Stop Hypertension (Approches Diététiques pour Arrêter l'Hypertension), a été conçu il y a quelques années, et voté l'un des meilleurs régimes pour baisser la pression artérielle par un large éventail d'experts en santé. Et il y a quelques années, le programme diététique a même été choisi meilleur régime global par un panel de scientifiques sélectionné par l'US News et le World Report. L'étude DASH comprenait environ 460 adultes, qui suivaient deux régimes différents. Les adultes mis au régime DASH reçurent un apport en sel réduit, environ 1 500 milligrammes par jour, et montrèrent une pression artérielle bien plus basse à la fin du test.

De quoi est fait le régime DASH

- Le régime DASH est pauvre en sodium, avec 1 500 milligrammes par jour, ce qui donne 2/3 d'une cuillère à café de sel.

- Le régime est riche en vitamines, minéraux et antioxydants essentiels.

- C'est un régime qui est riche en fibres, avec une forte quantité de glucides au faible indice glycémique.

- Le régime comprend des produits naturels comme les fruits, les noix, les légumineuses, les céréales complètes, la volaille, le poisson, et les produits laitiers pauvres en graisse qui sont riches en nutriments essentiels comme le magnésium, le calcium, le potassium, les protéines et les fibres.

- Les fruits et les légumes sont riches en potassium et doivent être incorporés dans le régime. La banane, le jus d'orange, la papaye, les petits pois, les pommes de terre, les pruneaux et les raisins secs, les patates douces et les tomates doivent être ajoutés au régime.

- L'utilisation de sel doit être minimale. Le sel peut être remplacé par l'ail, le poivre, le citron vert ou d'autres herbes, assaisonnements et épices.

- L'alcool doit être consommé avec modération.

Pourquoi le régime DASH marche-t-il ?

La vérité gardée précieusement par les spécialistes en nutrition est que le régime DASH est efficace quand il s'agit de baisser la pression artérielle. Il tient ses promesses en vous fournissant un programme nutritionnel différent, bon et sain, qui comprend de nombreux aliments, fruits et légumes naturels, associés aux noix et aux petits pois, aux céréales complètes, aux produits laitiers pauvres en graisse, et aux viandes maigres. Il comprend une quantité modérée de viande rouge, de produits riches en sodium, de desserts et de boissons sucrées, qui ont tous été associés à une forte pression artérielle. Le programme diététique réduit également la consommation de jaunes d'œuf, puisqu'ils sont riches en cholestérol. Il est exceptionnellement efficace pour contenir une forte pression artérielle, puisqu'il est de manière générale très pauvre en graisses saturées et en cholestérol.

De plus, la protéine qui provient des viandes maigres, le poisson, les fibres et les minéraux maîtrisent les taux de glucose et de cholestérol. Les forts taux de cholestérol que connaissent les gens sont souvent liés à une grosse consommation de desserts ou d'aliments industriels, riches en sel ; le régime DASH entreprend de baisser ce niveau aussi bas que possible pour maintenir votre pression artérielle dans des taux sains. De plus, les graisses consommées dans le cadre de ce régime sont pour la plupart insaturées, au lieu d'être saturées ou trans, qui sont connues pour augmenter les risques de maladies cardiovasculaires.

Sans grande modification, ce régime peut être fait pour pallier vos besoins caloriques spécifiques, selon votre activité physique et bien sûr, votre âge. Globalement, le programme nutritif DASH est conçu pour une consommation calorique d'environ 2000 calories par jour, mais peut être ajusté pour moins de calories, en particulier si vous avez du mal à perdre du poids et à être plus en forme.

Le programme DASH est flexible et facile à tenir, puisqu'il est en grande partie pauvre en sel et en graisses saturées, il peut baisser votre risque d'hypertension, et gérer les effets secondaires de façon efficace. Les études montrent systématiquement que suivre le programme DASH permet de réduire le taux de cholestérol et d'être globalement en meilleure santé.

Le programme permet également de combattre d'autres problèmes médicaux comme la résistance à l'insuline, l'inflammation et les problèmes de cholestérol. Il est conseillé de suivre ce programme nutritionnel si vous êtes touché par l'un de ces problèmes médicaux, même sans pression artérielle élevée.

Délimitation du programme DASH : Tableau d'analyse des portions

Catégorie d'aliment	Portions journalières	Taille d'une portion
Céréales	Environ 7 à 8 fois	1 tranche de pain, 100g de riz cuit ou de pâtes, 30g de céréales sèches.
Légumes	Environ 4 à 5 fois	200g de légumes-feuilles crus, 200g de légumes cuits,

		1,5 dl de jus de légumes.
Fruits	Environ 4 à 5 fois	1 fruit moyen, 100g de fruits frais ou surgelés, 50g de fruits secs, 150g de jus de fruit.
Produits laitiers avec peu ou pas de graisses	Environ 2 à 3 fois	1,5 dl de lait, 250g de yaourt, 100g de fromage.
Viande maigre, volaille et poisson	2 ou moins	100g de viande maigre, volaille ou poisson cuits.
Noix, graines et légumineuses	4 à 5 fois par semaine	50g de noix, 2 cuillères à

		soupe de graines,
		100g d'haricots secs cuits ou de graines.
Graisses et huiles	Environ 2 à 3 fois	1 cuillère à soupe d'huile végétale ou de margarine douce,
		1 cuillère à soupe de mayonnaise allégée,
		2 cuillères à soupe de sauce salade allégée.
Aliments sucrés	Limitez à moins de 5 fois par	1 cuillère à soupe de sucre

	semaine	ou de confiture, ¼ litre de limonade.
Catégorie d'aliment	**Exemples**	**Importance de chaque catégorie d'aliment dans le programme Dash**

Le tableau ci-dessous montre combien chaque catégorie d'aliments est importante pour le programme diététique DASH et quels nutriments vous gagnez en consommant chaque catégorie d'aliments qui compose le régime.

| **Céréales** | Petits pains et pain complet, petites crêpes épaisses, pain pita, bagels, céréales, gruau de maïs, flocons d'avoine, riz brun, bretzels sans sel et popcorn | Source importante d'énergie et de fibres |

Légumes	**Brocoli, carottes, chou cavalier, haricots verts, petits pois, chou kalé, haricots de Lima, pommes de terre, épinards, courges, patates douces, tomates**	**Sources importantes de potassium, magnésium et fibres**
Fruits	Pommes, abricots, bananes, dattes, raisin, oranges, pamplemousses, jus de pamplemousse, mangues, melons, pêches, ananas, raisins secs, fraises, mandarines	Sources importantes de potassium, magnésium et fibres

| Noix, graines et légumineuses | Amandes, noisettes, mélanges de noix, cacahuètes, noix, graines de tournesol, beurre de cacahuète, haricots rouges, lentilles, pois cassés | Sources importantes d'énergie, de magnésium, protéines et fibres |

Graisses et huiles	Margarine douce, huiles végétales (ex colza, maïs, olive ou carthame), mayonnaise allégée, sauce salade allégée	L'étude Dash avait 27% de calories comprises dans les graisses, y compris les graisses dans et ajoutées aux aliments
Aliments sucrés et sucres ajoutés	Gelées au goût de fruit, cocktails de fruits, bonbons à croquer, confitures, sirop d'érable, sorbets et glaces, sucre	Les aliments sucrés doivent être pauvres en graisses

Produits laitiers avec peu ou pas de graisses	Beurre et lait sans graisse (écrémé) ou allégé (1%), fromage sans graisse ou allégé, yaourt normal ou glacé sans graisse ou allégé	Sources importants de calcium et de protéines
Viande maigre, volaille et poisson	Ne prenez que de la maigre ; enlevez le gras visible ; grillez, rôtissez ou pochez ; enlevez la peau de la volaille	Sources importantes de protéines et de magnésium

Astuces pour réduire le sel et le sodium

- En cuisine et à table, assaisonnez les aliments avec des herbes, des épices, du citron, du citron vert, du vinaigre, ou des mélanges de sauce sans sel. Commencez par diviser la quantité de sel par deux.

- Utilisez des épices au lieu du sel.

- Choisissez des céréales pour le petit-déjeuner qui sont moins riches en sodium.

- Choisissez des versions de vos aliments et condiments qui sont allégées en sel, lorsque c'est possible.

- Choisissez des légumes frais, surgelés ou en conserve (pauvres en sodium ou sans sel ajouté).

- Consommez de la volaille, des viandes maigres et du poisson qui sont frais, au lieu de fumés, industriels ou en conserve.

- Limitez les aliments fumés (comme le bacon et le jambon) ; les aliments conservés dans la saumure (comme les cornichons, les légumes marinés, les olives et la choucroute) ; et les condiments (comme la moutarde, le raifort, le ketchup, et la sauce barbecue). Limitez encore plus les versions allégées en sel de sauce soja et de sauce teriyaki. Traitez ces condiments avec autant de parcimonie que le sel.

- Rincez les aliments en conserve, comme le thon et les haricots, pour enlever une partie du sodium.

- Cuisinez le riz, les pâtes et les céréales chaudes sans sel. Limitez le riz assaisonné ou instantané, les pâtes, et les mix de céréales, qui ont généralement du sel ajouté.

- Choisissez des aliments de « confort » qui sont pauvres en sodium. Limitez les dîners surgelés, les plats mélangés comme la pizza, les mix emballés, les soupes ou bouillons en conserve, et les sauces salade– ils contiennent souvent beaucoup de sodium.

Recettes du régime DASH

Voici quelques recettes pour votre programme diététique DASH.

Petit-déjeuner

Pancakes au mélange de citrouille

Ingrédients:

- 1 œuf
- 50g de citrouille en conserve
- 4 dl de lait allégé
- 2 cuillères à soupe d'huile végétale
- 200g de farine
- 2 cuillères à café de sucre brun
- 1 cuillère à soupe de levure

- 1 cuillère à café d'épice pour tarte à la citrouille
- 1 cuillère à café

Méthode:

- Battez les œufs en neige dans un bol. Ajoutez le lait, l'huile et mélangez bien.
- Incorporez la farine, la levure, l'épice, le sucre et le sel au mélange d'œufs battus.
- Chauffez une poêle antiadhésive après l'avoir graissée et versez le mélange dans la poêle chaude.
- Faites cuire jusqu'à ce que le mélange devienne ferme et marron clair, puis retournez pour que les deux côtés soient cuits.
- Servez et régalez-vous !

Carrés à la compote de pommes et et à l'avoine

Ingrédients:

- 1 œuf
- 1 dl de compote de pommes, sucrée.
- 3 dl de tasse à mesurer de lait écrémé ou à 1%
- 1 cuillère à café de vanille
- 2 cuillères à soupe d'huile
- 1 pomme, émincée
- 150g de flocons d'avoine
- 1 cuillère à café de levure
- ¼ cuillère à café de sel
- 1 cuillère à café de cannelle

Nappage:

- 2 cuillères à soupe sucre brun
- 2 cuillères à soupe de noix émincées

Méthode:

- Tout en préchauffant le four à une température de 190°C, préparez un moule d'environ 20x20cm, huilez légèrement le moule et laissez-le de côté. Mélangez bien tous les ingrédients et laissez la préparation de côté.
- Dans un bol distinct, battez les œufs et ajoutez-y le lait, la compote de pommes et la vanille.
- Ajoutez enfin l'huile et mélangez bien.

    Versez la préparation d'œufs dans les flocons d'avoine et mélangez encore jusqu'à ce que tous les ingrédients soient bien incorporés.

- Versez ce mélange dans le moule préparé et placez-le au four.
- Laissez 25-30 minutes jusqu'à ce qu'il ait bien bruni, et retirez du four.
- Saupoudrez les 2 cuillères à soupe de sucre brun sur la surface.
- Placez de nouveau le moule au four et laissez-le 4 minutes.
- Retirez du four et découpez en carrés à votre guise.
- Servez à vos invités, les carrés restants peuvent être mis au réfrigérateur pour plus tard.

Muffins sucrés et amers aux amandes

Ingrédients:

- 250g de farine ménagère
- 2 cuillères à café de levure
- ½ cuillère à café de sel
- 200g de sucre
- 4 gros œufs
- 2 cuillères à café de zeste d'orange râpé
- 2 cuillères à café de zeste de citron râpé
- 2 cuillères à soupe de vinaigre balsamique
- 2 cuillères à soupe de lait entier
- 2 dl d'huile d'olive extra-vierge

- 60g amandes tranchées, grillées et écrasées

Méthode:

- Préchauffez le four à 175°C.
- Préparez une poêle à muffin consistant de 12 ramequins ou moules.
- Tamisez la farine et la levure et placez le tout dans un bol.
- Ajoutez le sel et laissez de côté.
- Dans un bol séparé, placez les œufs et battez bien.
- Ajoutez-y le sucre, le zeste d'orange, le zeste de citron et battez jusqu'à obtenir une couleur pâle.
- Versez le vinaigre, le lait et l'huile dans le mélange.

- Incorporez la préparation à base de farine et mélange à la main jusqu'à ce que tous les ingrédients soient bien incorporés.

- Versez les amandes.

- Versez le mélange dans des ramequins ou des moules à muffin.

- Placez au four et laissez cuire pendant 25 minutes.

- Laissez reposer quelques minutes et savourez.

Biscuits spirales aux fraises et à l'orange

Ingrédients:

- 300g de fraises glacées dans du sirop allégé
- 180g de yaourt allégé
- ¼ litre de jus d'orange frais
- ¼ litre de lait écrémé

Méthode:

- Placez tous les ingrédients dans un mixeur.
- Mixez jusqu'à obtenir un mélange homogène.
- Servez et savourez !

Pancakes aux noix

Ingrédients:

- 120g de farine de blé complet
- 2 cuillères à café de levure
- ¼ cuillère à café de sel
- ¼ cuillère à café de cannelle
- 1 grosse banane, écrasée
- 2.5 dl de lait à 1%
- 3 gros blancs d'œuf
- 2 cuillères à café d'huile
- 1 cuillère à café de vanille
- 2 cuillères à soupe de noix émincées

Méthode:

- Placez tous les ingrédients secs dans un bol.
- Versez le lait dans un autre bol.
- Séparez les œufs et ajoutez les blancs au lait.
- Versez-y la vanille, la banane écrasée et l'huile, et combinez bien, sans trop mélanger.
- Faites chauffer une poêle à feu moyen.
- Vaporisez un peu d'huile en aérosol.
- Commencez les pancakes et versez environ ¼ de tasse à mesurer de pâte dans la poêle.
- Une fois le pancake ferme et légèrement bruni sur le côté, retournez chaque pancake.
- Retirez les pancakes cuits de la poêle.
- Faites cuire des pancakes jusqu'à ne plus avoir de pâte.
- Servez tiède

Recettes pour déjeuner

Vous suivez le programme DASH avec l'objectif de baisser votre pression artérielle ou votre poids, mais ça ne veut pas dire que vous devez sauter le déjeuner. Jetez un œil aux recettes ci-dessous, et pensez à d'autres pour votre déjeuner.

Délicieuse salade de tortellini

Ingrédients:

- 250g de tortellini ou ravioli au fromage, allégés et réfrigérés
- 500g de brocoli
- 2 carottes de taille moyenne tranchées
- 2 ciboules tranchées
- 1 dl de sauce salade allégée en bouteille

- 1 grosse tomate émincée
- 150g de cosses de petits pois, coupés en deux
- Lait (facultatif)

Méthode:

- Faites cuire les pâtes dans une grande casserole selon les consignes de l'emballage.
- Ajoutez les carottes tranchées et le brocoli dans les 3 dernières minutes de cuisson.
- Egouttez, rincez les pâtes cuites et les légumes à l'eau froide, puis égouttez de nouveau.
- Mélangez la préparation de pâtes et les ciboules dans un grand saladier, versez un filet de sauce, puis versez tout pour enrober la préparation.

- Recouvrez et laissez reposer au moins 2 heures.
- Mélangez doucement les tomates et les cosses dans le mélange de pâtes avant de servir.
- Ajoutez-y un peu de lait pour humidifier si nécessaire.

Salade de thon à la toscane

Ingrédients:

- 150g de thon albacore en morceaux (en conserve), égoutté
- 400g de petits haricots blancs, comme des cannellini ou des great northern
- 10 tomates cerises, coupées en quart
- 4 cébettes, en tranches

- 2 cuillères à soupe d'huile d'olive extra-vierge
- 2 cuillères à soupe de jus de citron
- ¼ cuillère à café de sel
- Du poivre fraîchement moulu, pour le goût

Méthode:

- Ajoutez le thon, les cébettes, les haricots, les tomates, le jus de citron, l'huile, le sel et le poivre dans un saladier de taille moyenne et mélangez doucement.
- Mettez au réfrigérateur jusqu'à ce que ce soit prêt à servir.

Panini suisse à la pomme

Ingrédients:

- 8 tranches de pain complet
- 4 cuillères à soupe de moutarde au miel
- 2 pommes croquantes, tranchées fines
- 150g de fromage suisse allégé, tranché fin
- 50g de roquette
- Huile en aérosol

Méthode:

- Préchauffez votre grill panini à feu moyen (utilisez une poêle antiadhésive si vous n'avez pas de grill panini)
- Versez une légère couche de moutarde au miel sur chaque tranche de pain, de façon homogène.
- Superposez le fromage, les tranches de pomme et la roquette sur les 4 tranches de pain.
- Refermez chaque tranche de pain avec celles qui restent.
- Aspergez légèrement votre grill panini avec votre huile en aérosol.
- Grillez les sandwichs jusqu'à ce que le fromage fonde et que le pain soit grillé. (Environ 3 à 5 minutes)
- Retirez les sandwichs du grill/de la poêle antiadhésive.

- Laissez les sandwichs reposer un peu avant de les servir.

Sandwich de dinde à la poire et au fromage

Ingrédients:

- 2 tranches de pain complet
- 2 cuillères à café de moutarde de Dijon
- 2 tranches (25g chacune) de dinde fumée ou cuite, allégée en sodium
- 1 poire, vidée de son trognon et tranchée fine
- 60g de mozzarella allégée râpée
- Poivre moulu épais

Méthode:

- Etalez une cuillère à café de moutarde sur les deux tranches de pain.

- Placez une tranche de dinde sur chaque tranche de pain, et les tranches de poire par-dessus.

- Saupoudrez les deux tranches de pain avec 2 cuillères à soupe de fromage et de poivre.

- Grillez les tranches jusqu'à ce que la dinde et la poire soient chaudes, et que le formage ait fondu (Approx. 2 à 3 minutes)

- Coupez les sandwichs en deux.

- Servez-les ouverts.

Wraps de champignons au fromage et épinard

Ingrédients:

- 1 cuillère à soupe d'huile d'olive
- 250g de champignons frais, tranchés, 1 cuillère à café d'ail émincé
- 2 tortillas de blé complet de 20cm
- 200g d'épinards frais ou de roquette, taillée et cuite à la vapeur
- 1 olivette, émincée
- 30g de mozzarella demi-écrémée

Méthode:

- Préchauffez le four à 180°C.
- Dans une poêle, faites chauffer une cuillère à soupe d'huile d'olive à feu vif.

- Ajoutez une couche d'ail, champignons et laissez sauter ; attendez patiemment que les champignons prennent une teinte rouge-marron, puis retournez-les jusqu'à obtenir ce résultat de l'autre côté.

- Recouvrez chaque tortilla d'épinards, puis ajoutez les champignons cuits, les tomates et la mozzarella par-dessus.

- Enroulez les tortillas.

- Huilez légèrement un plat qui ira au four, et placez les tortillas en mettant le côté ouvert en dessous.

- Faites cuire jusqu'à ce que le fromage fonde. (Approx. 10 minutes)

- Coupez les tortillas en quarts, à l'oblique.

- Servez chaud.

Recettes pour dîner

Soupe de légumes aux pâtes

Ingrédients:

- 2 cuillères à café d'huile d'olive
- 6 gousses d'ail, émincées
- 150g de carottes râpées épais
- 100g d'oignon tranché
- 100g de céleri tranché fin
- 900g de bouillon de poulet allégé en sodium
- 1 litre d'eau
- 80g de pâtes sèches ditalini
- 50g de parmesan râpé
- 2 cuillères à soupe de persil émincé

Méthode:

Portions: 12 hors d'œuvre (2 dl chacun)

- Faites chauffer l'huile d'olive dans un four hollandais à feu moyen.
- Ajoutez l'ail émincé et laissez cuire pendant 10 à 15 secondes.
- Mélangez l'oignon, le céleri, la carotte et faites cuire jusqu'à ce que le mélange soit tendre. (Approx. 6 minutes)
- Versez l'eau et le bouillon de poulet, et portez-le à ébullition.
- Ajoutez les pâtes et laissez cuire jusqu'à ce que les pâtes soient molles. (Approx. 8 minutes)
- Servez dans des bols de pâtes, que vous recouvrez de persil et de parmesan.

Pilaf de riz sauvage à la dinde

Ingrédients:

- 1 cuillère à soupe d'huile d'olive
- 100g de céleri émincé
- 1 oignon tranché
- 60g de riz sauvage, rincé et égoutté
- 400g de bouillon de poulet allégé en sodium
- 60g de riz à longs grains
- 1 grosse carotte, pelée et taillée en fines lamelles
- 250g de poitrine de dinde allégée en sodium, cuite, taillée en cubes
- 2 pommes rouges de taille moyenne, en tranches

- 2 cuillères à soupe de persil frais émincé
- Feuilles de laitue batavia (Boston ou Bibb) (facultatif)

Méthode:

Portions: 4

- Faites chauffer l'huile à feu moyen dans une grande poêle à frire.
- Ajoutez l'oignon et le céleri ; laissez cuire jusqu'à ce que ce soit tendre, en mélangeant souvent. (Approx. 10 to 12 minutes)
- Ajoutez le riz non cuit dans la poêle, et mélangez-le pendant environ 4 minutes.
- Ajoutez le bouillon et portez-le à ébullition.
- Passez à feu doux, recouvre et laissez mijoter pendant 20 à 22 minutes.
- Mélangez le riz à longs grains (non cuit)
- Revenez à ébullition.
- Réduisez la température, couvez, et laissez mijoter pendant 20 à 22 minutes

de nouveau, jusqu'à ce que le riz soit tendre.

- Une fois que le riz a absorbé le liquide, ajouter la carotte, mélangez-y la pomme et la poitrine de dinde.

- Laissez cuire jusqu'à ce que le liquide ait été absorbé. (Approx. 4 minutes)

- Pour servir, placez des feuilles de laitue sur le plat à servir, puis le mélange à base de dinde sur les feuilles.

Saucisse brésilienne et haricots noirs

Ingrédients:

- 2 cuillères à café d'huile végétale
- 150g de saucisse polonaise kielbasa, allégée, coupée en petits morceaux

- 1 gros oignon, émincé
- 1 gousse d'ail émincée, ou 1/8 de cuillère à café de poudre d'ail
- 1 poivron rouge, émincé
- 1 cuillère à café de cumin moulu
- 180g de riz brun non cuit
- 1 boîte de haricots noirs, égouttés et rincés
- ½ litre d'eau

Méthode:

- Dans une poêle à frire, faites chauffer l'huile végétale à feu assez vif.
- Faites revenir l'oignon et les saucisses dans la poêle jusqu'à ce que l'oignon soit tendre.

- Ajoutez l'ail, le poivron, le cumin, le riz non cuit, les haricots noirs et l'eau à la poêle et portez le tout à ébullition à feu vif.

- Réduisez le feu et laissez mijoter, recouvert, pendant 20 à 25 minutes.

Soupe épaisse de patates douces et dinde

Ingrédients:

- 1 grosse patate, pelée si vous le désirez, et émincée

- 1 boîte de bouillon de poulet allégé en sodium

- 2 épis de maïs surgelés, fondus, ou 1 verre à mesure de graines de maïs surgelées

- 400g de poitrine de dine allégée en sodium, cuite, coupée en cubes de 1cm
- 3,5 dl de lait écrémé
- 1 grosse patate douce, pelée et coupée en cubes de 2 cm
- ⅛ à ¼ de cuillère à café poivre noir moulu
- 1-2 cuillère à soupe de persil à feuille plate coupé grossièrement

Méthode:

- Versez le bouillon et la patate dans une poêle et portez à ébullition.
- Réduisez le feu et laissez mijoter, sans recouvrir, jusqu'à ce que la patate soit tendre. (Approx. 11 minutes)
- Enlevez la poêle du feu.

- Ecrasez la patate jusqu'à ce qu'elle soit presque lisse.

- Si vous voulez utilisez de l'épi de maïs, coupes les graines ; mettez-les de côté.

- Ajoutez le lait, la dinde, les graines, la patate douce et le poivre dans la poêle avec la préparation de patate ; portez à ébullition.

- Réduisez le feu, recouvrez et laissez cuire jusqu'à ce que la patate douce soit lisse. (Approx. 15 minutes)

- Servez dans des bols et parsemez de persil si vous le désirez.

Sauce yaourt acidulé sur flétan grillé

Ingrédients:

- Deux filets de flétan de 150g
- ¼ litre de yaourt entier allégé
- 1 grosse gousse d'ail, pelée de écrasée
- ¼ cuillère à café de poivre noir moulu
- 1 cuillère à soupe de jus de citron fraîchement pressé
- ¼ cuillère à café de sel

Méthode:

- Préchauffez le grill.
- Dans un petit saladier, mélangez le jus de citron, le yaourt, le sel et le poivre.

- Utilisez du papier d'aluminium pour recouvrir le grill.
- Placez le poisson sur le grill, côté peau en-dessous.
- Versez la préparation de yaourt sur le poisson.
- Faites cuire dans le grill jusqu'à ce que le poisson s'écaille facilement, et que le dessus soit doré. (Approx. 10 to 12 minutes)
- Servez chaud dans un plat, avec la sauce yaourt à côté.

Boissons

Smoothie aux fruits rouges

Ingrédients:

- 250g de fraises
- 100g de myrtilles
- 1 dl d'eau ou de yaourt entier à la vanille
- Extrait de vanille
- 1 cuillère à soupe de grain de lin

Méthode:

- Placez tous les ingrédients dans un mixeur.
- Mixez jusqu'à ce que le tout soit homogène.

- Servez garni par des fraises si vous le désirez.

Smoothie soja aux fruits

Ingrédients:

- 250g de fraises fraîches, étêtées et coupées en deux
- 3 dl de lait de soja à la vanille allégé
- 1 ½ cuillère à soupe de miel
- ½ cuillère à café d'extrait de vanille
- 1 banane, tranchée
- 2 dl de nappage allégé surgelé, fondu, battu

Méthode:

- Placez les cinq premiers ingrédients dans un mixeur.

- Mixez jusqu'à ce que le tout soit homogène.

- Versez du nappage sur chaque portion.

Smoothie au thé vert et au cranberry

Ingrédients:

- 50g de cranberries gelées
- 50g de myrtilles gelées
- 50g de myrtilles gelées
- 5 fraises entières surgelées
- 1 banane mûre
- 1 dl de thé vert infusé, refroidi à température ambiante
- ½ dl de lait de soja entier
- 2 cuillères à soupe de miel et ou de sucre brun allégé

Méthode:

- Placez les ingrédients dans un mixeur.
- Mixez jusqu'à ce que le tout soit homogène.

Biscuit spirale à l'orange et la fraise

Ingrédients:

- 2 fraises gelées en boîte, dans du sirop allégé
- 150g de yaourt entier allégé
- ¼ litre de jus d'orange frais
- ¼ litre de lait allégé

Méthode:

- Placez tous les ingrédients dans un mixeur.
- Mixez jusqu'à ce que le tout soit homogène.

Parfait à la pêche et la framboise

Ingrédients:

- 150g de pêches fraîches tranchées
- 3 dl de lait allégé ou écrémé
- ⅛ cuillère à café d'extrait d'amande
- 100g de framboises fraîches

Méthode:

- Placez les pêches, l'extrait d'amande et le lait dans un mixeur jusqu'à ce que le mélange soit homogène.
- Trouez les framboises avec une fourchette.
- Versez le lait et les framboises écrasées dans deux verres séparés.

Apprenez comment choisir vos légumes

Il y a des fois où vous revenez de l'épicerie et vous découvrez que vous avez acheté une tonne de ce dont vous n'avez pas besoin, et que vous n'avez pas acheté ce dont vous avez besoin. On se retrouve dans cette situation quand on ne fait pas attention à quelques choses essentielles quand on va faire les courses. On va discuter de ça dans cette section pour vous aider à acheter les ingrédients du régime DASH.

Ça a l'air tellement évident d'apprendre à choisir ses aliments quand on va à l'épicerie. Pourtant, un grand nombre d'entre nous ont besoin d'être guidés dans ce domaine. C'est essentiel pour les gens qui se battent contre leur hypertension. De plus, c'est important pour planifier le Régime, comme on l'a vu précédemment.

Voici des consignes qui vous aideront à rendre vos visites à l'épicerie plus efficaces, et ce faisant, vous aideront à atteindre vos objectifs de baisser votre tension artérielle et d'avoir la forme. Regardons de plus près ce que j'appelle les Quatre Guides Essentiels pour acheter de la nourriture.

1. Faites une liste et allez-y avec la liste. C'est une autre consigne que les gens ont tendance à ignorer. Regardez dans votre livre de cuisine et décidez quels plats vous allez cuisiner la semaine qui vient, puis écrivez les ingrédients sur votre liste de courses. Prenez la liste avec vous et tenez-vous y. Ça vous aidera à être efficace.

2. Mangez d'abord, n'allez pas faire les courses en ayant faim. C'est une astuce basique, et pourtant essentielle. Aller à

l'épicerie le ventre vide vous fera sûrement faire des achats impulsifs, qui n'auront peut-être pas de place dans votre programme diététique DASH. Pour vous aider, mangez un snack conséquent avant d'aller au magasin, quelques morceaux de fruits par exemple avec un verre d'eau claire vous aideront à enlever la sensation de faim. Puis faites vos courses après votre festin du soir, et profitez-en pour faire de l'exercice en y allant à pieds le magasin n'est pas trop loin.

3. Restez en périphérie du magasin. Vous feriez bien de vous interdire les parties du magasin qui vous ont desservi par le passé, afin d'aller plus vite et de partir du magasin avec plein d'ingrédients collant au régime DASH, pour vous et votre foyer. La plupart des ingrédients requis se trouvent en périphérie du magasin. D'un côté du magasin se trouvent les produits frais (fruits et légumes). Dans le fond se trouvent

généralement la section viandes et la section produits laitiers, précédées par la pâtisserie et de la boulangerie. C'est dans ces zones-là que je vous suggère de passer le plus de temps, d'énergie et d'argent. Les allées du milieu sont les endroits où vous trouverez la nourriture industrielle comme les snacks, les friandises, les biscuits et les desserts. Vous n'avez pas besoin de passer beaucoup de temps ni d'argent dans ces endroits. Concentrez-vous sur la périphérie.

4. N'oubliez pas vos consignes DASH quand vous faites vos courses, cela vous aidera à éviter les échantillons gratuits. Vous vous dites probablement que la région des glaces est la plus sournoise, mais les zones les plus risquées dans un magasin sont à la fin des allées centrales, où de gentilles personnes vous offrent une quantité de nourriture délicieuse à goûter. Un « non merci » courtois est la réaction appropriée

quand on vous propose des échantillons gratuits, parce que si vous mangez tout ce qu'on vous offre, vous allez ingérer une tonne de calories. C'est une autre raison pour laquelle il ne faut pas faire les courses en ayant faim.

Rendez votre cuisine adaptée à DASH

Avoir une cuisine très fournie est essentiel pour prendre de bonnes habitudes alimentaires. Ça semble logique, mais en faire une réalité peut s'avérer difficile.

Pour commencer, voici quelques idées de méthodes efficaces pour maintenir votre cuisine pleine à craquer :

- Ayez une liste d'aliments essentiels, comme dans la liste ci-dessous, et mettez un point d'honneur d'avoir toujours un stock de ces aliments. Personnalisez-la en fonction de vos goûts, préférences, et besoins alimentaires.

- Ecrivez immédiatement sur la liste quand vous finissez un article, pour ne pas être pris de court quand vous devrez l'incorporer à votre programme DASH.

- Achetez en plusieurs exemplaires les produits ou les articles dont vous savez que vous ne pouvez pas vous passer ou que vous utilisez fréquemment ; ainsi, vous aurez généralement à portée de main ce que vous utilisez souvent. Par exemple, les tomates en conserve – qui peuvent être utilisées pour faire des sauces saines pour les pâtes, des ragoûts ou du chili con carne, et qui peuvent être stockées pendant longtemps. Achetez un gros paquet à la fois, si vous avez la place. Il en va de même avec vos recettes préférées, pour pouvoir les faire plusieurs fois.

- Si un ingrédient que vous utilisez souvent est en promotion, n'en achetez pas qu'un seul. Regardez les affiches du magasin régulièrement et faites des réserves des produits de garde-manger qui sont en promotion.

Avec une cuisine bien remplie, vous pouvez cuisiner les plats DASH que vous adorez, régulièrement.